목차

동백꽃	 2	참나리	 14
개나리	 3	수국	 15
능소화	 4	튤립	 16
금낭화	 5	난초	 17
해바라기	 6	장미	 18
<u>코스모스</u>	 7	닭의장풀	 19
개양귀비	 8	매화	 20
무궁화	 9	접시꽃	 21
연꽃	 10	수선화	 22
붓꽃	 11	목련	 23
모란	 12	민들레	 24
나팔꽃	 13		

겨울에 피는 꽃, 동백꽃

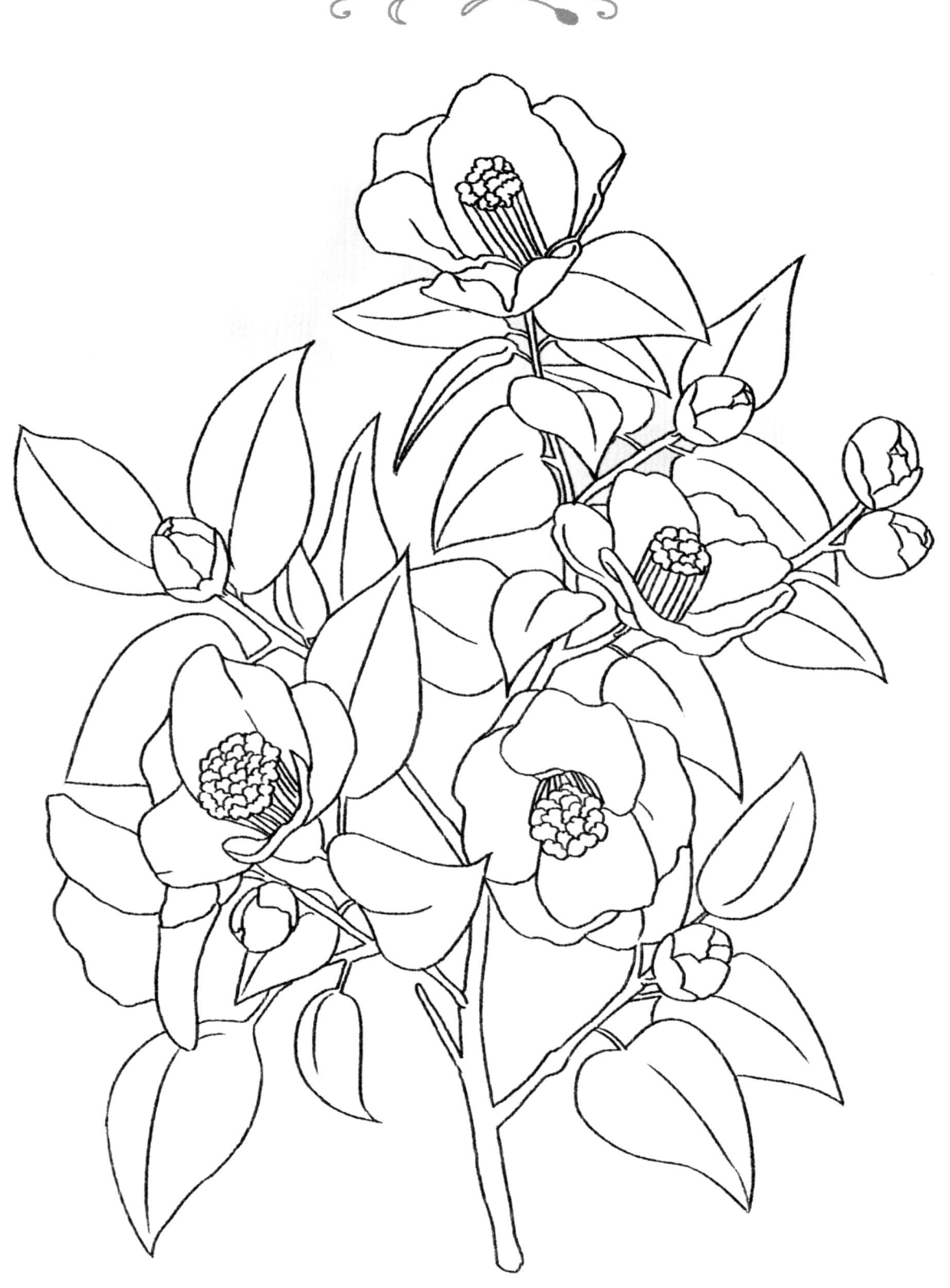

동백꽃과 관련된 추억이 있나요?

봄의 전령사, 개나리

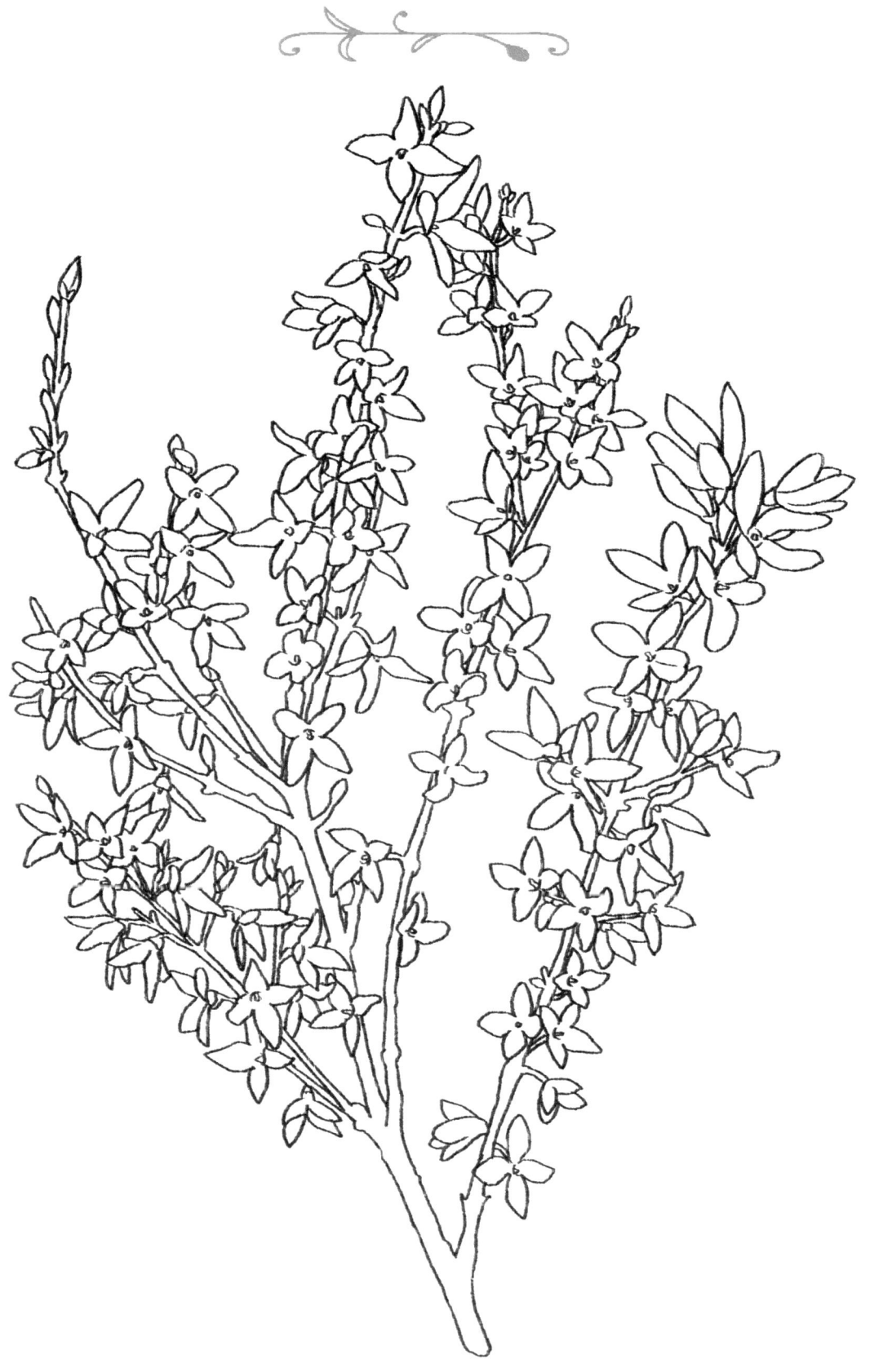

가장 최근에 개나리를 본 장소는 어디인가요?

양반꽃, 능소화

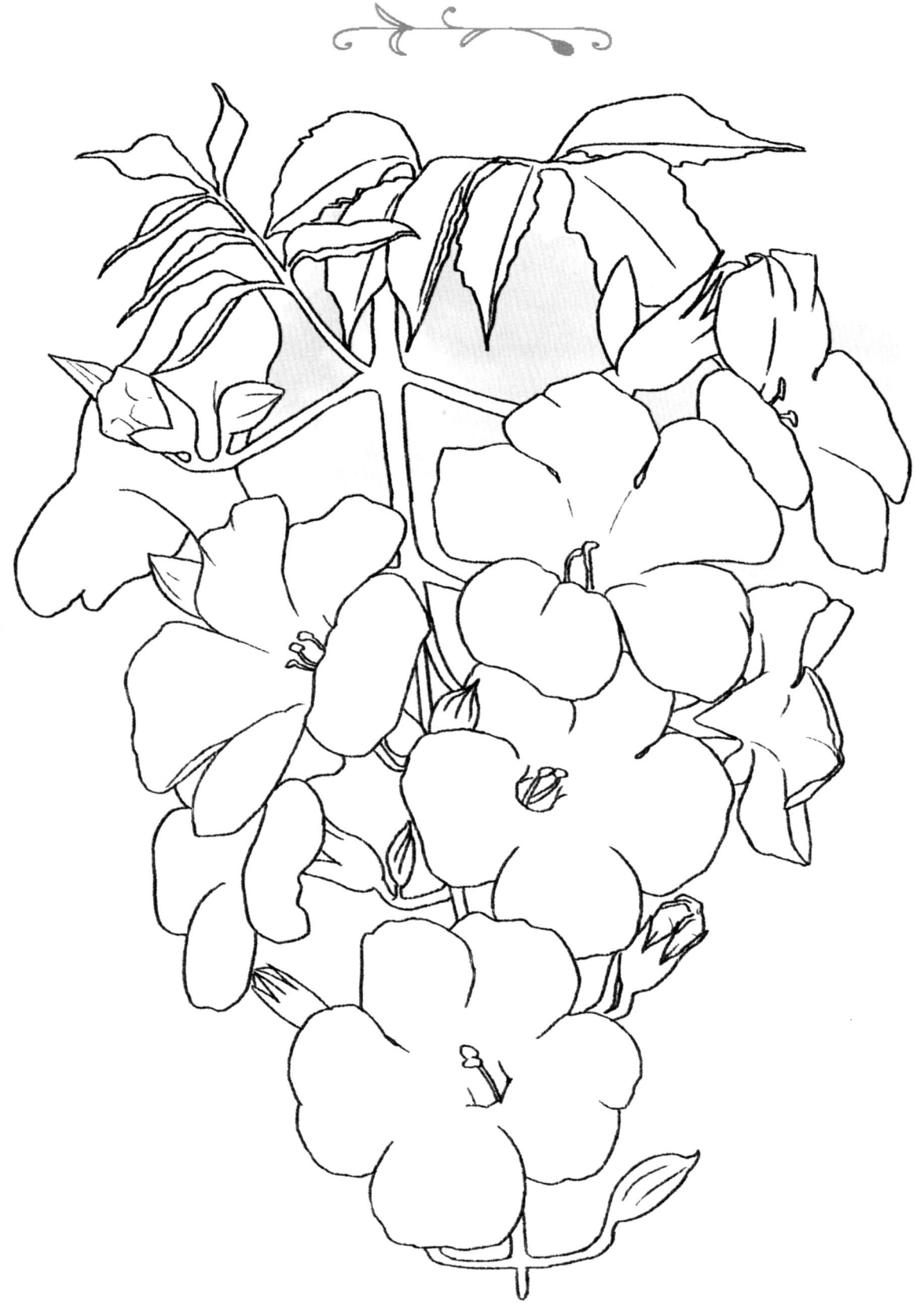

능소화처럼 여름에 피는 꽃 세 종류를 말해보세요.

금주머니 꽃, 금낭화

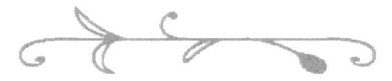

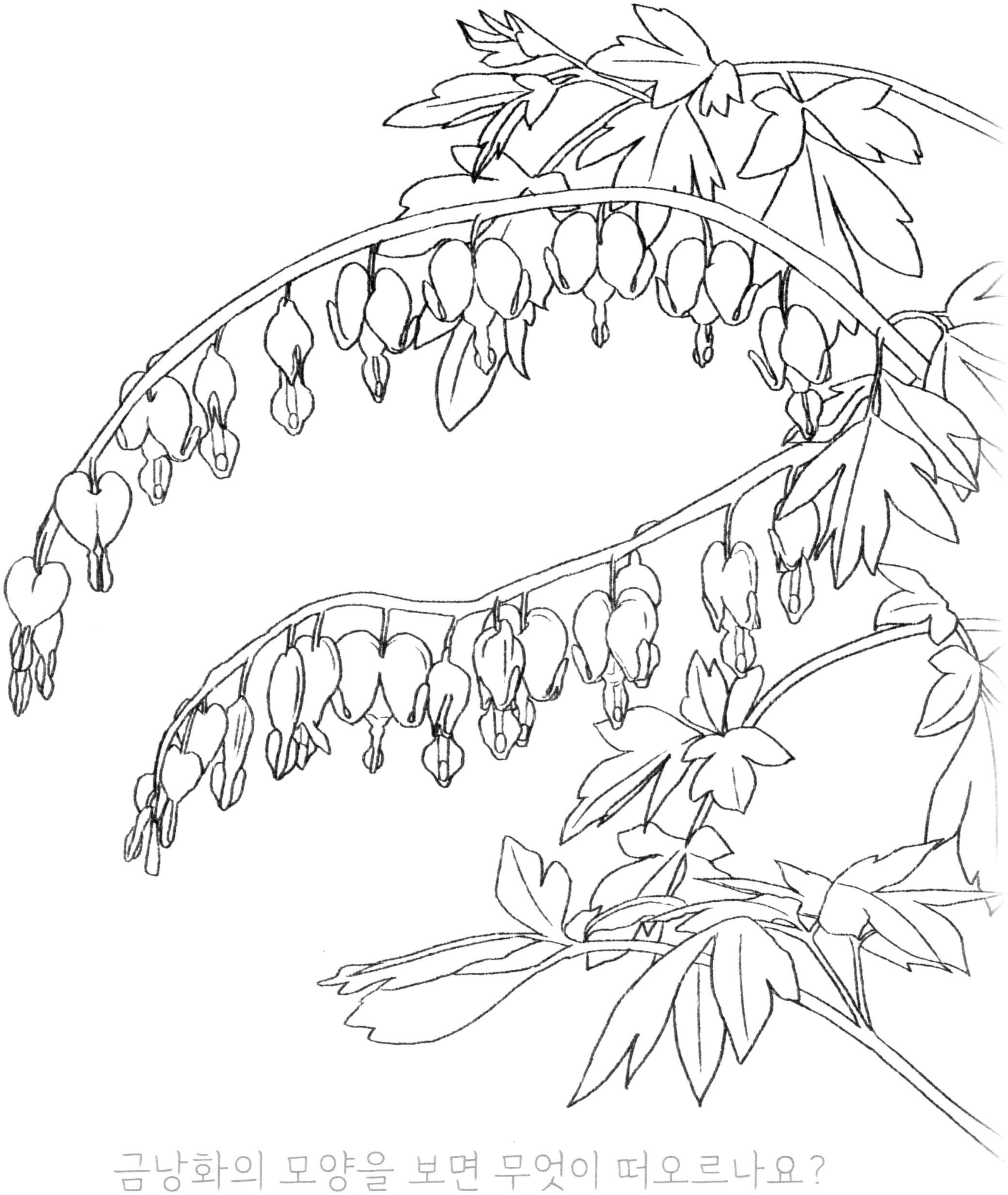

금낭화의 모양을 보면 무엇이 떠오르나요?

화사한 해바라기

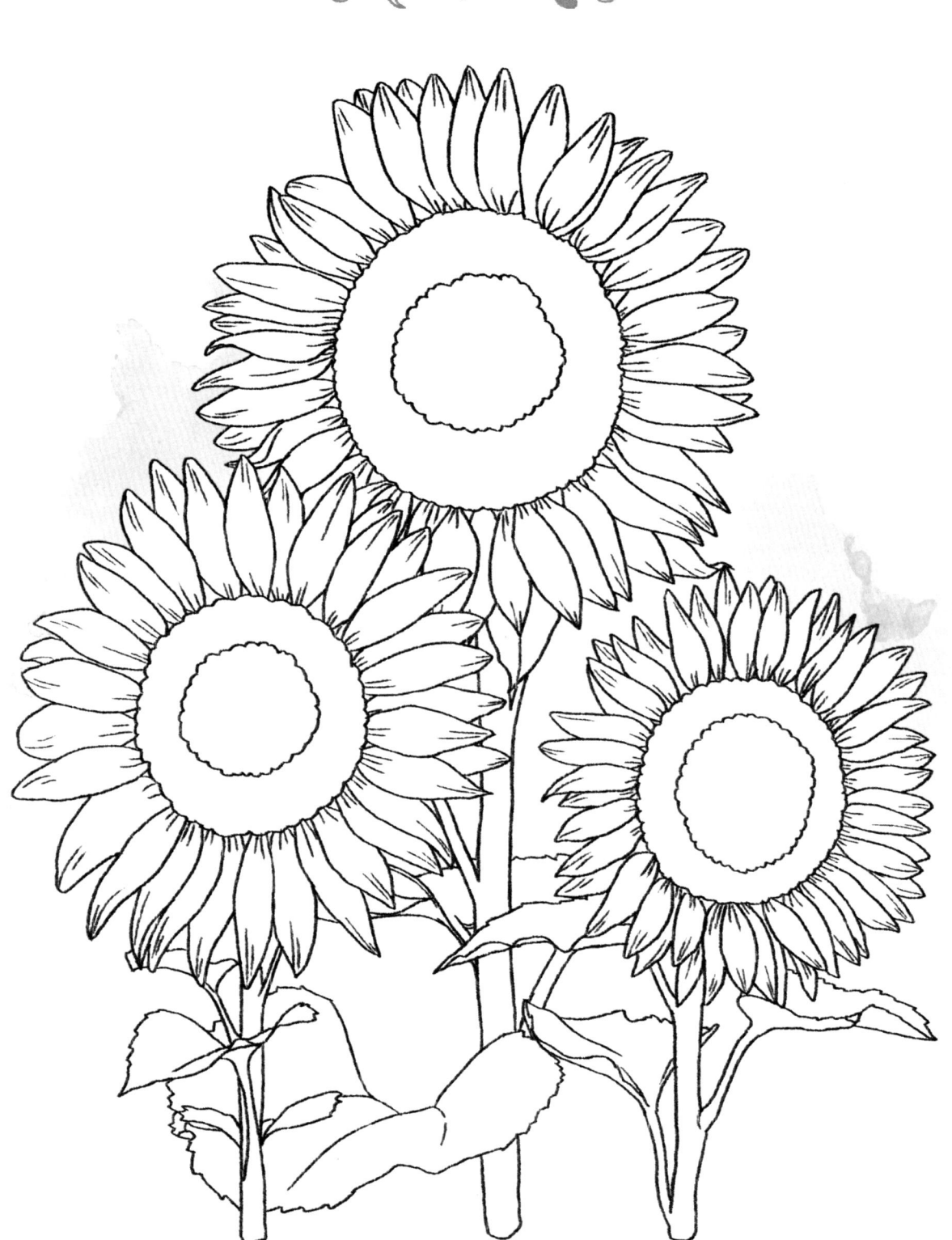

해바라기를 보면 어떤 기분이 드나요?

활짝 핀 코스모스

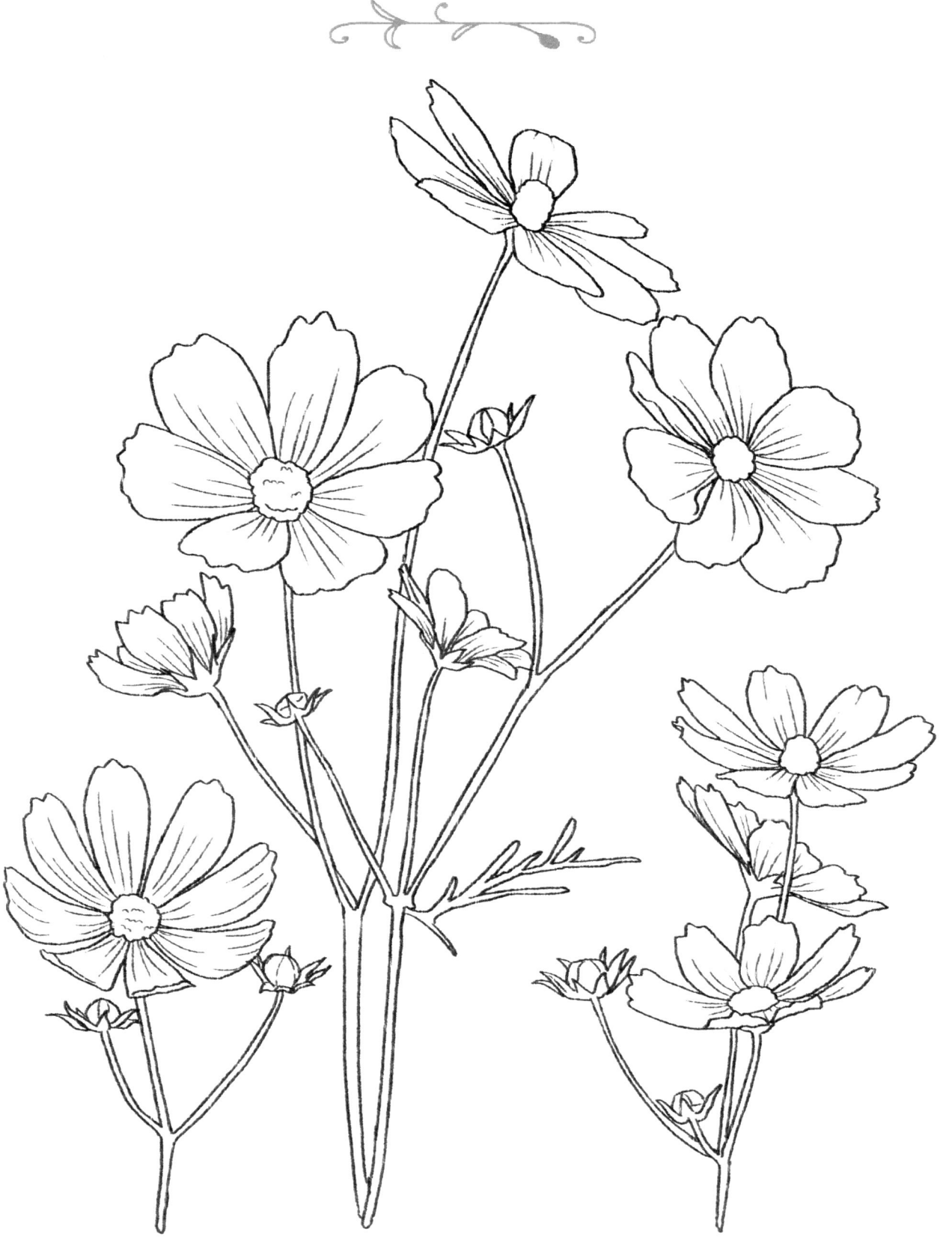

코스모스는 어떤 계절에 피나요?

우아한 개양귀비

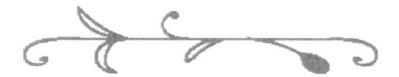

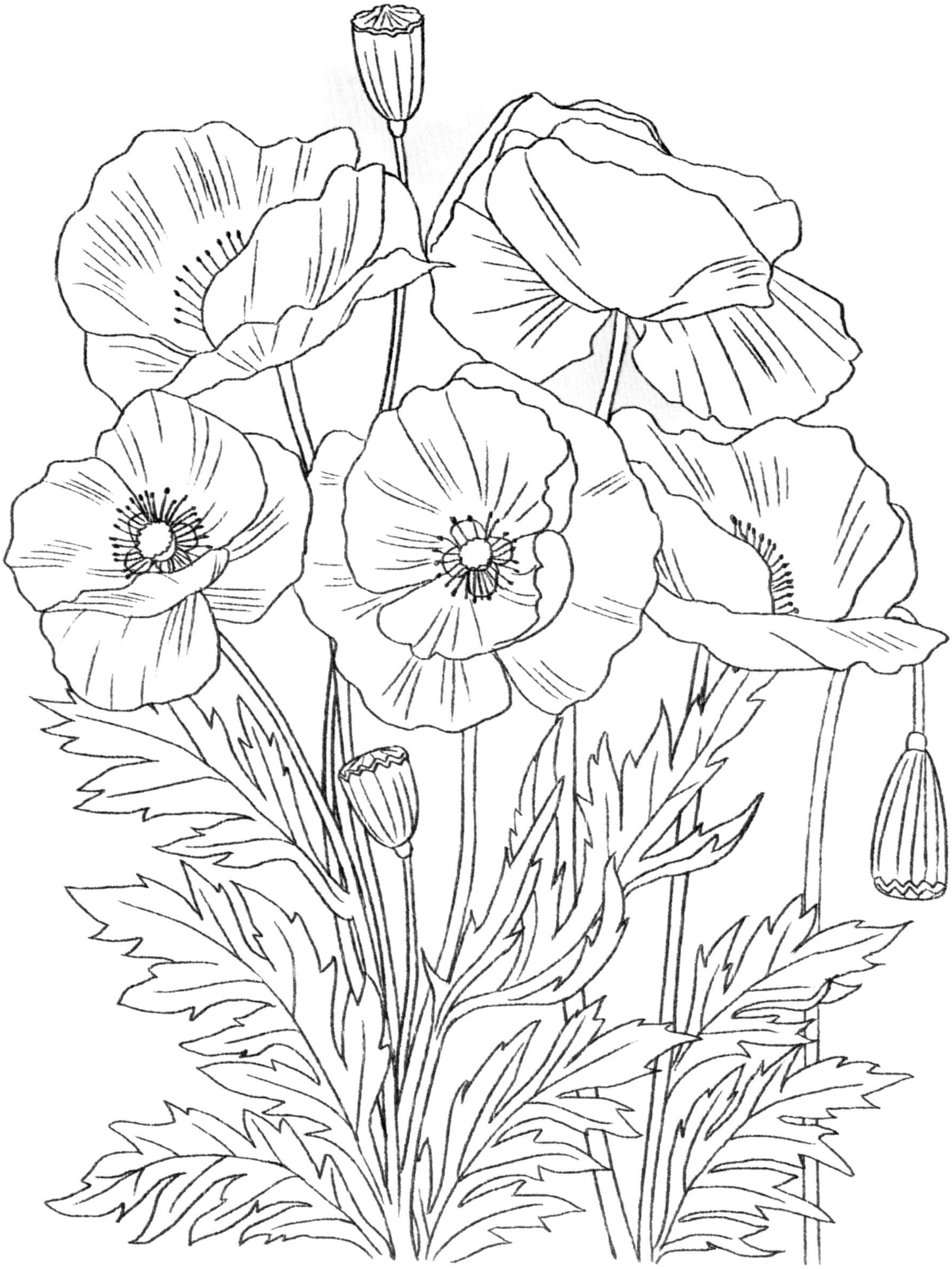

꽃을 선물하거나 받아본 추억이 있나요?

우리나라의 국화, 무궁화

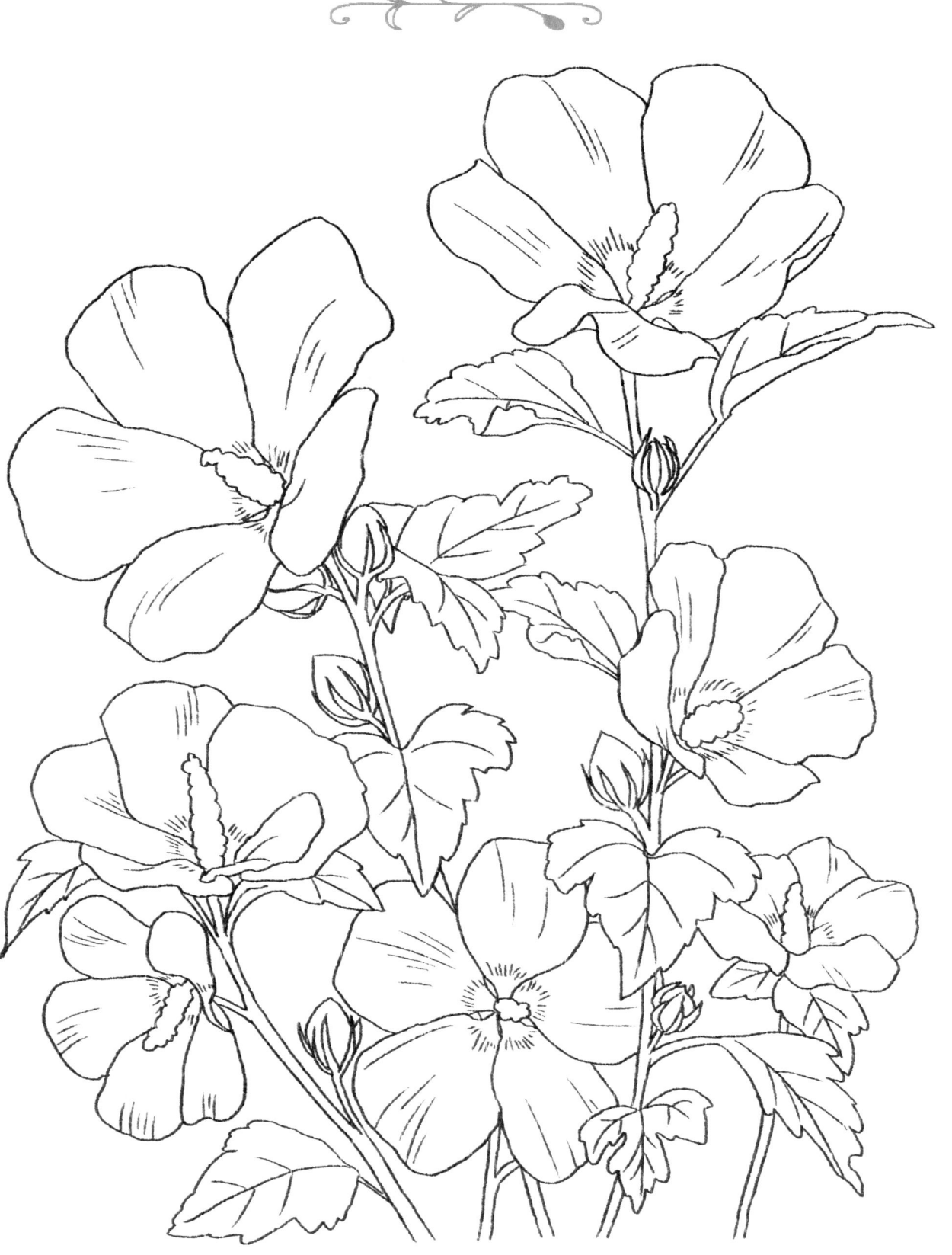

무궁화와 관련된 일화를 한 가지 떠올려 보세요.

진흙 속의 진주, 연꽃

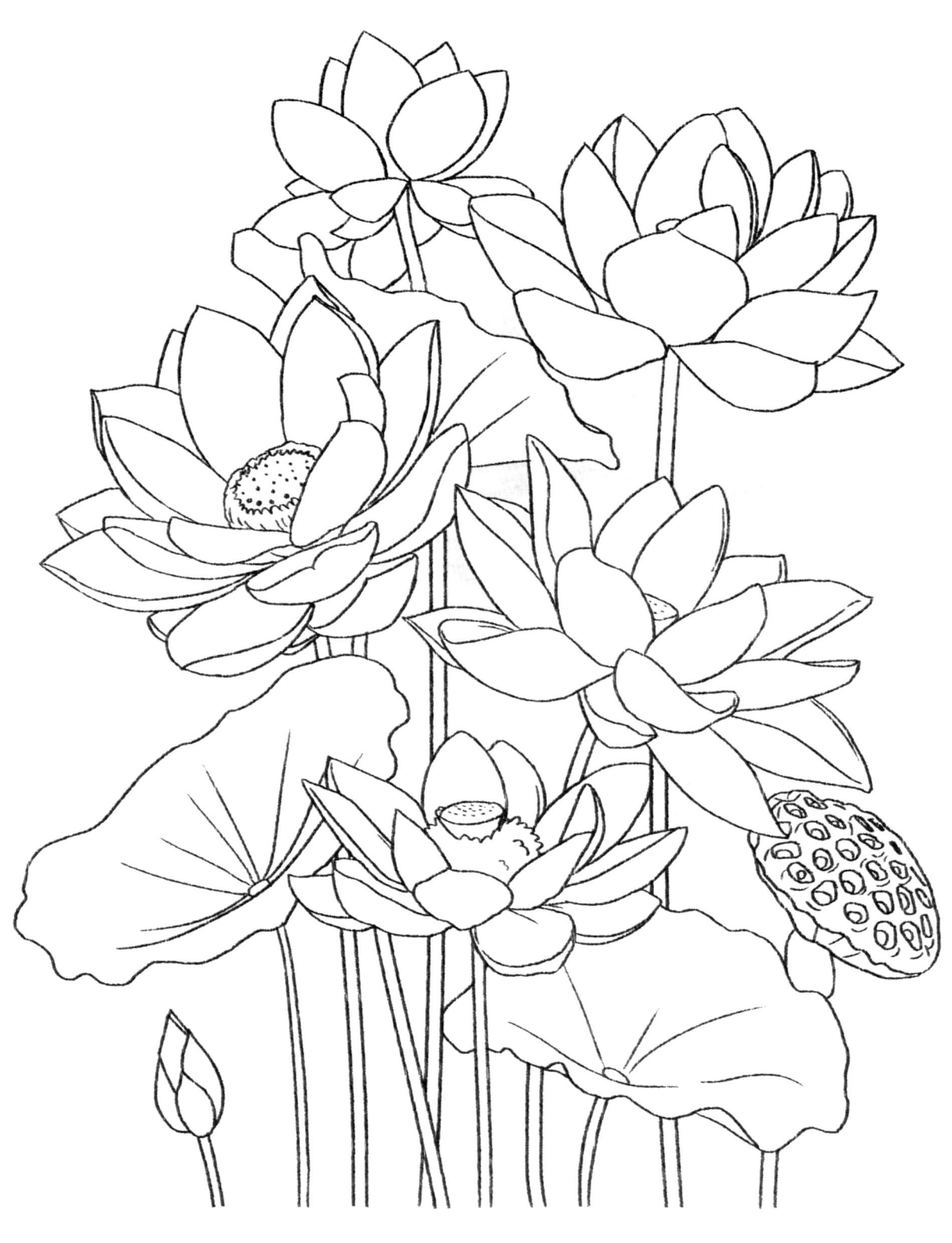

연꽃은 어떤 장소에서 피나요?

붓을 닮은 붓꽃

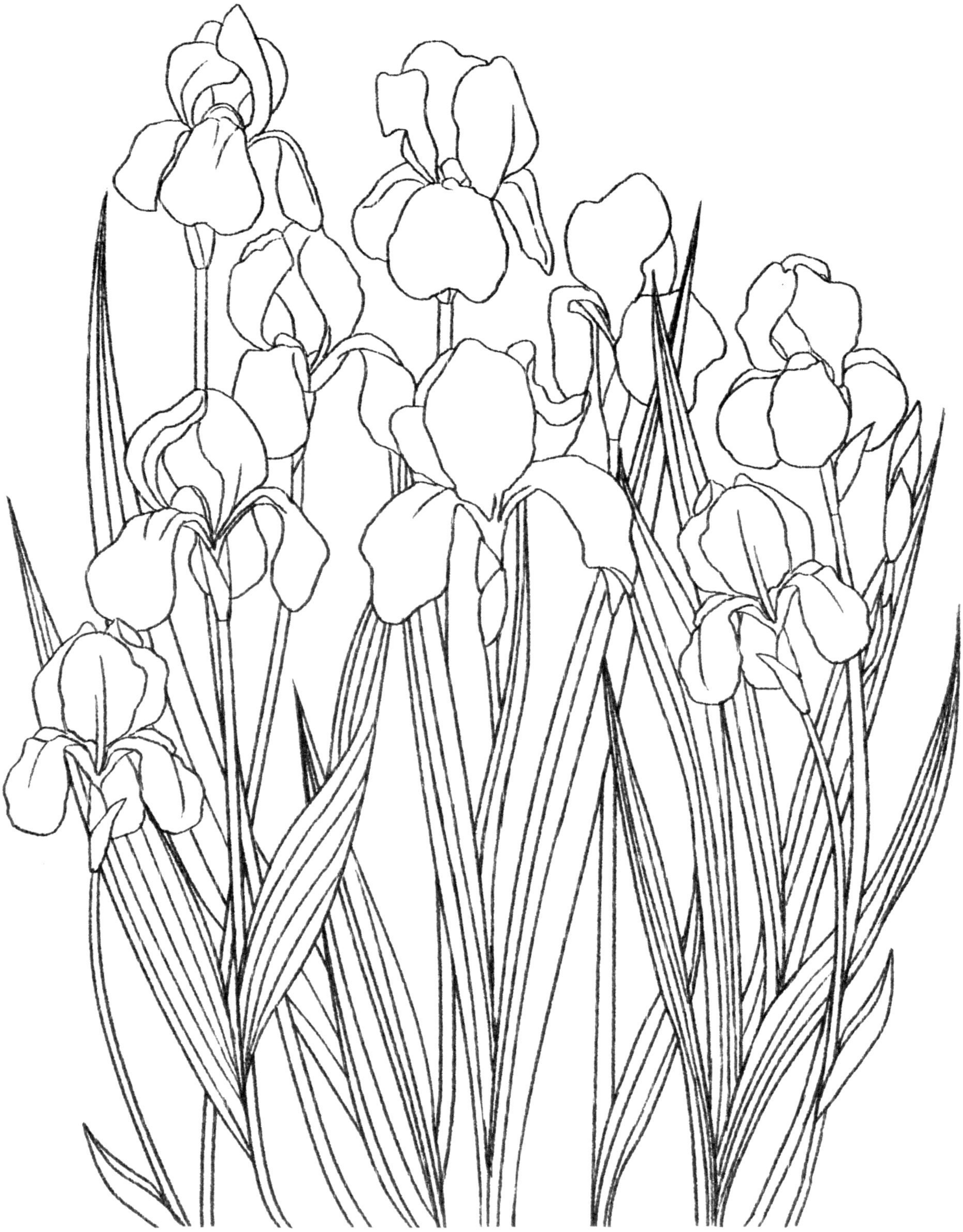

내가 좋아하는 꽃 세 종류를 말해보세요.

꽃 중의 왕, 모란

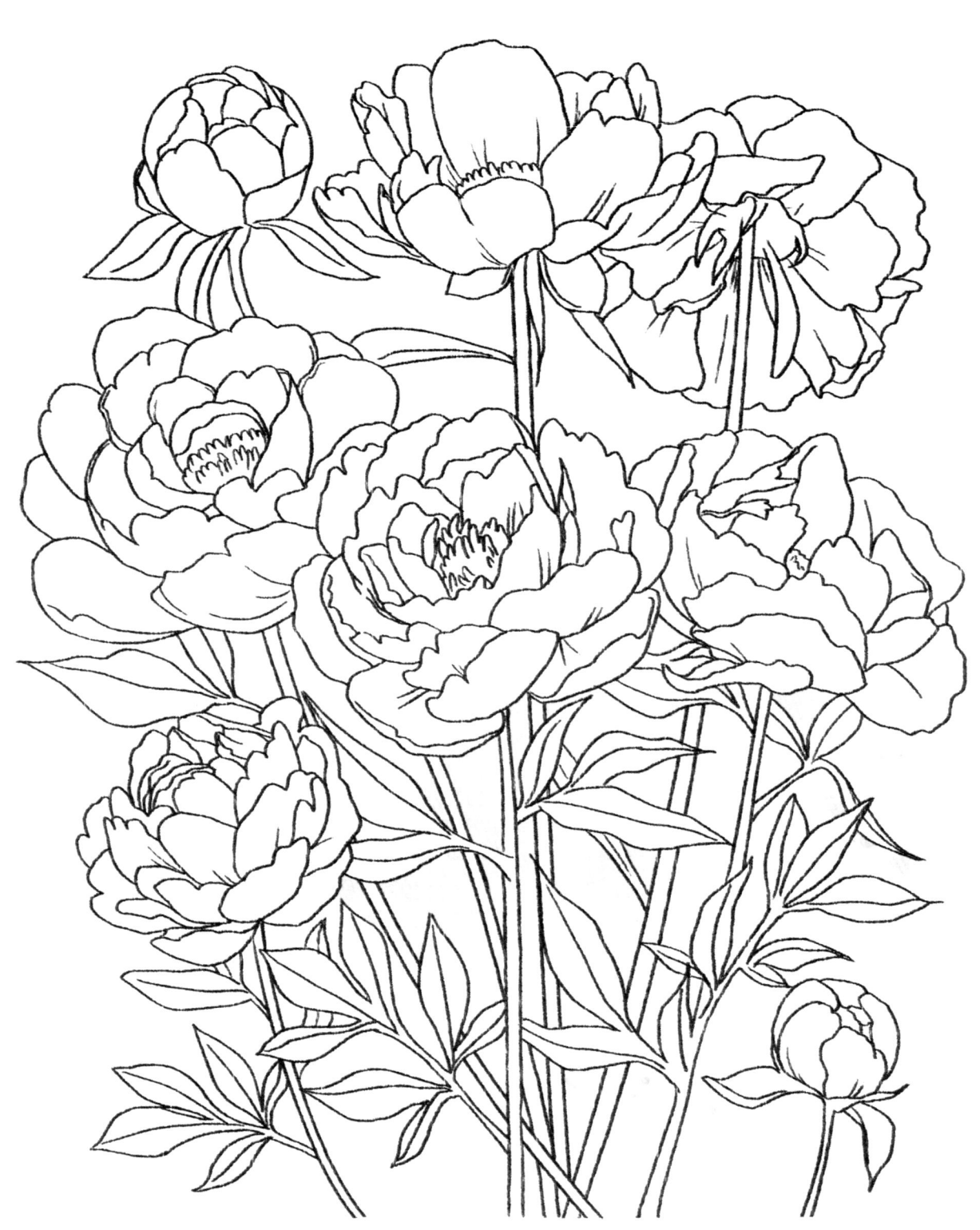

화려한 꽃과 수수한 꽃 중 어떤 것을 더 좋아하나요?

아침을 여는 나팔꽃

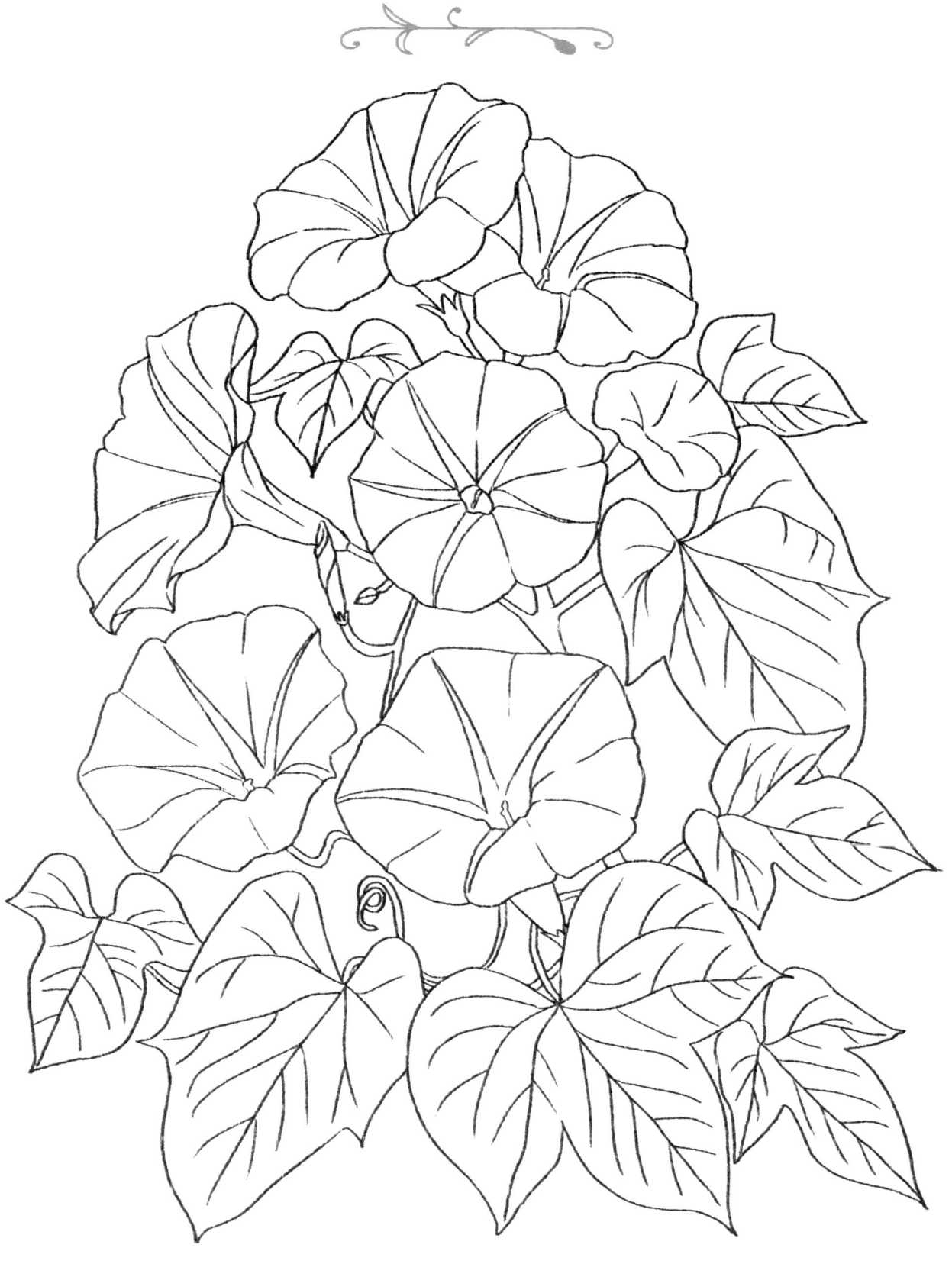

활짝 핀 나팔꽃을 보면 어떤 생각이 떠오르나요?

호랑이 꽃, 참나리

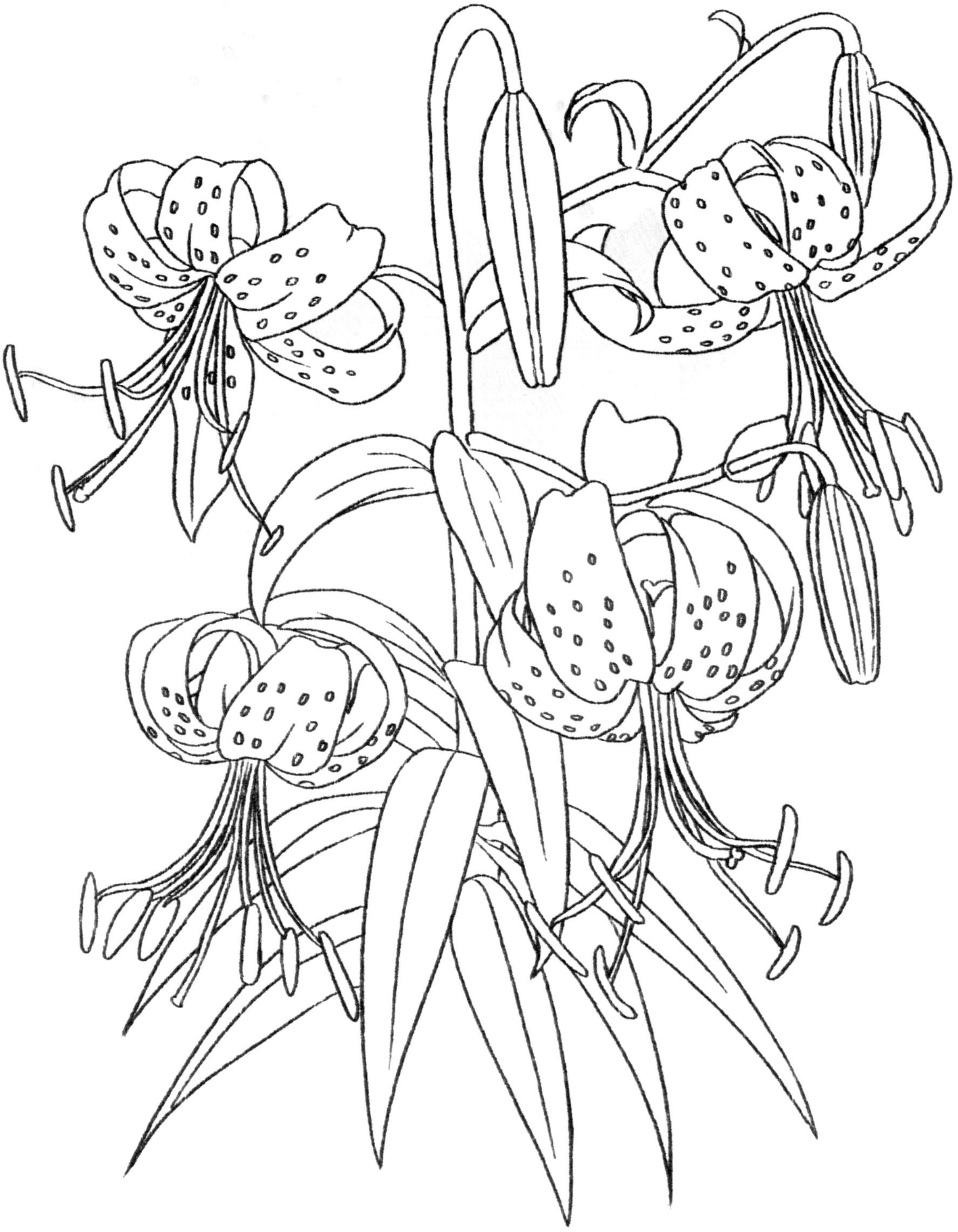

무늬가 있는 꽃 세 종류를 말해보세요.

다양한 색을 지닌 수국

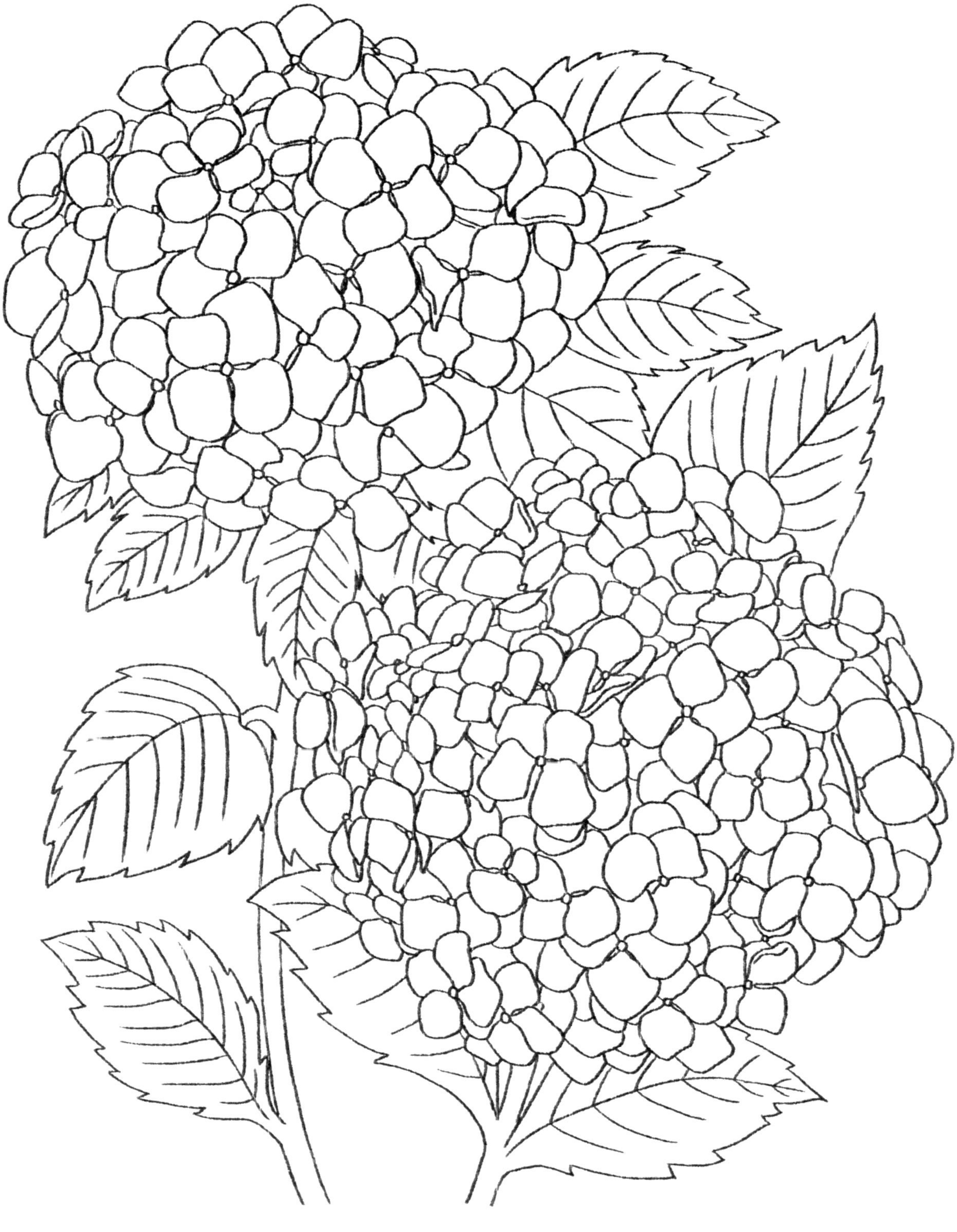

나는 어떤 빛깔의 수국을 좋아하나요?

봄을 알리는 튤립

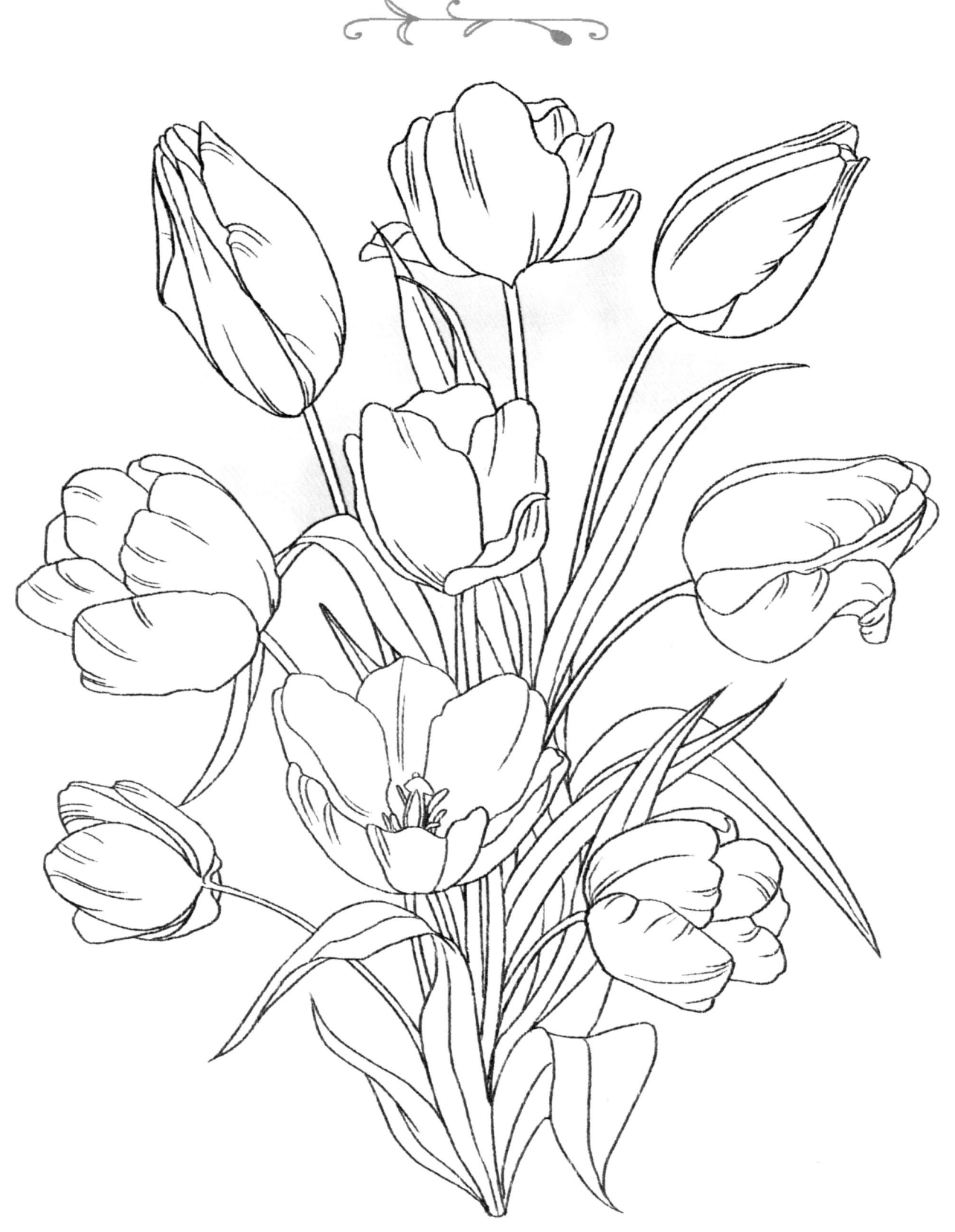

가장 최근에 본 튤립은 어떤 색이었나요?

기품 있는 난초

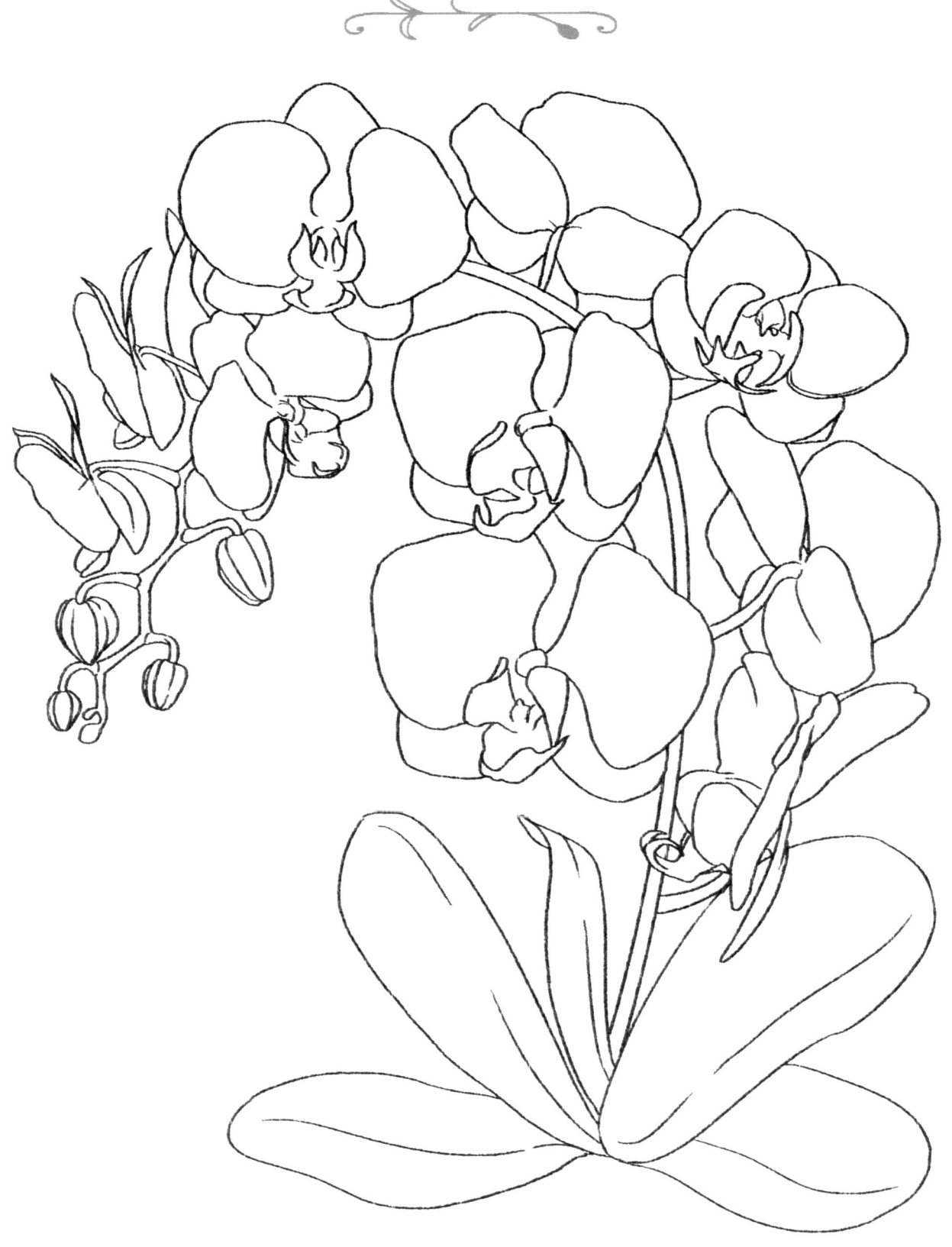

사군자에 포함된 식물들을 말해보세요.

꽃들의 여왕, 장미

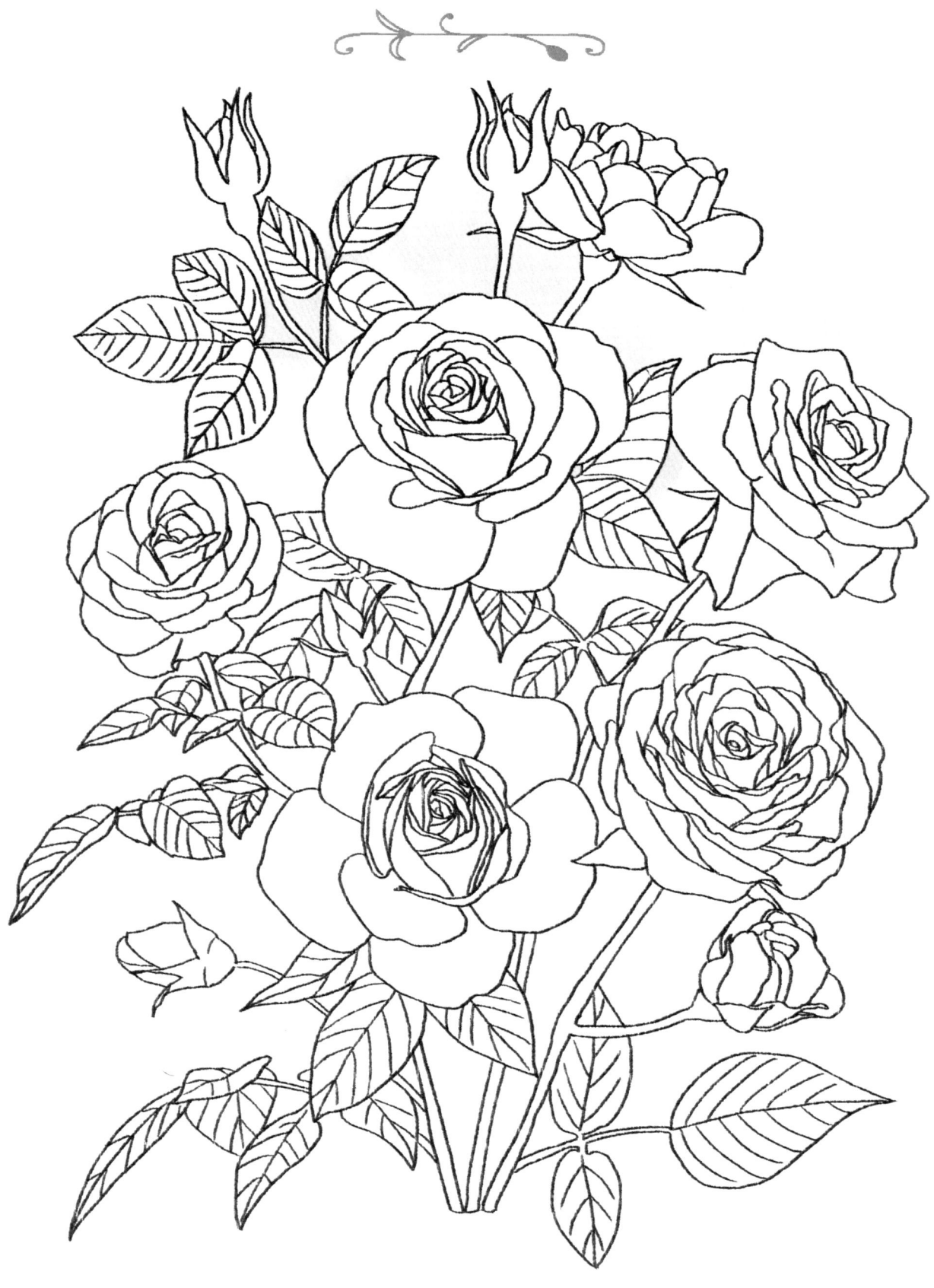

장미와 관련된 재밌는 일화가 있나요?

닭장 주위에 생기는 닭의장풀

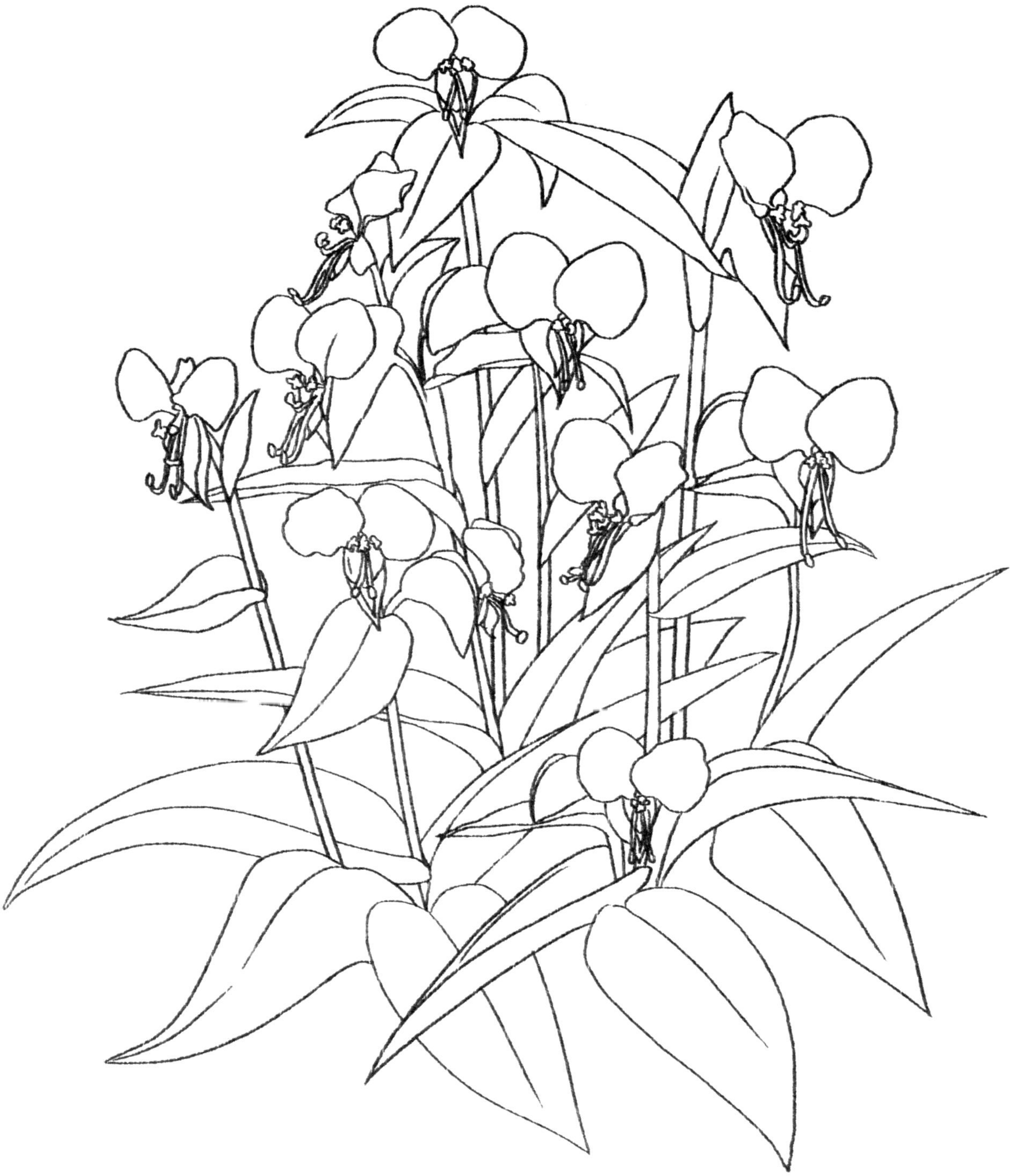

닭의장풀을 본 기억이 있나요?

지조와 절개의 상징, 매화

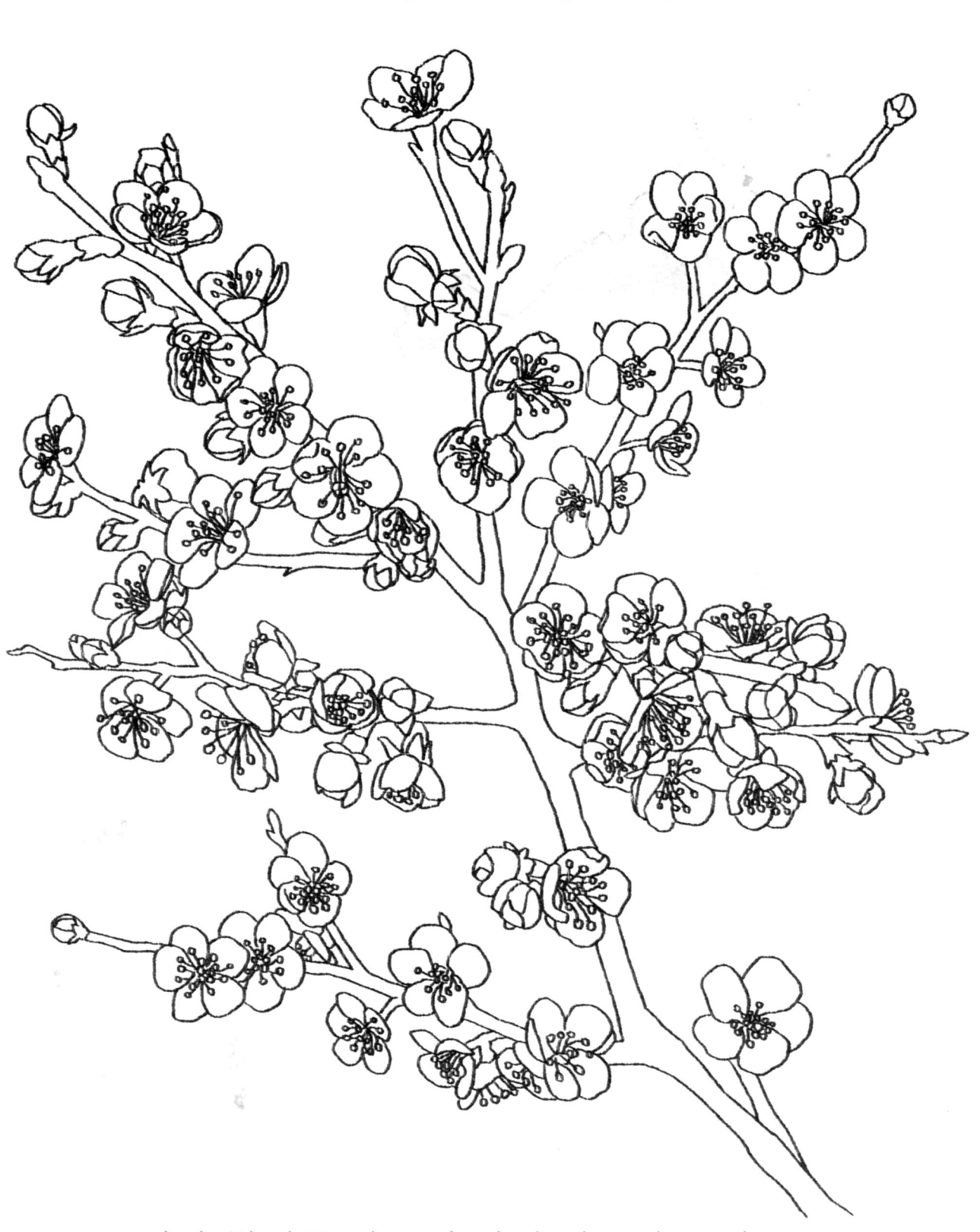

매화 향기를 맡으면 어떤 기분이 드나요?

접시를 닮은 접시꽃

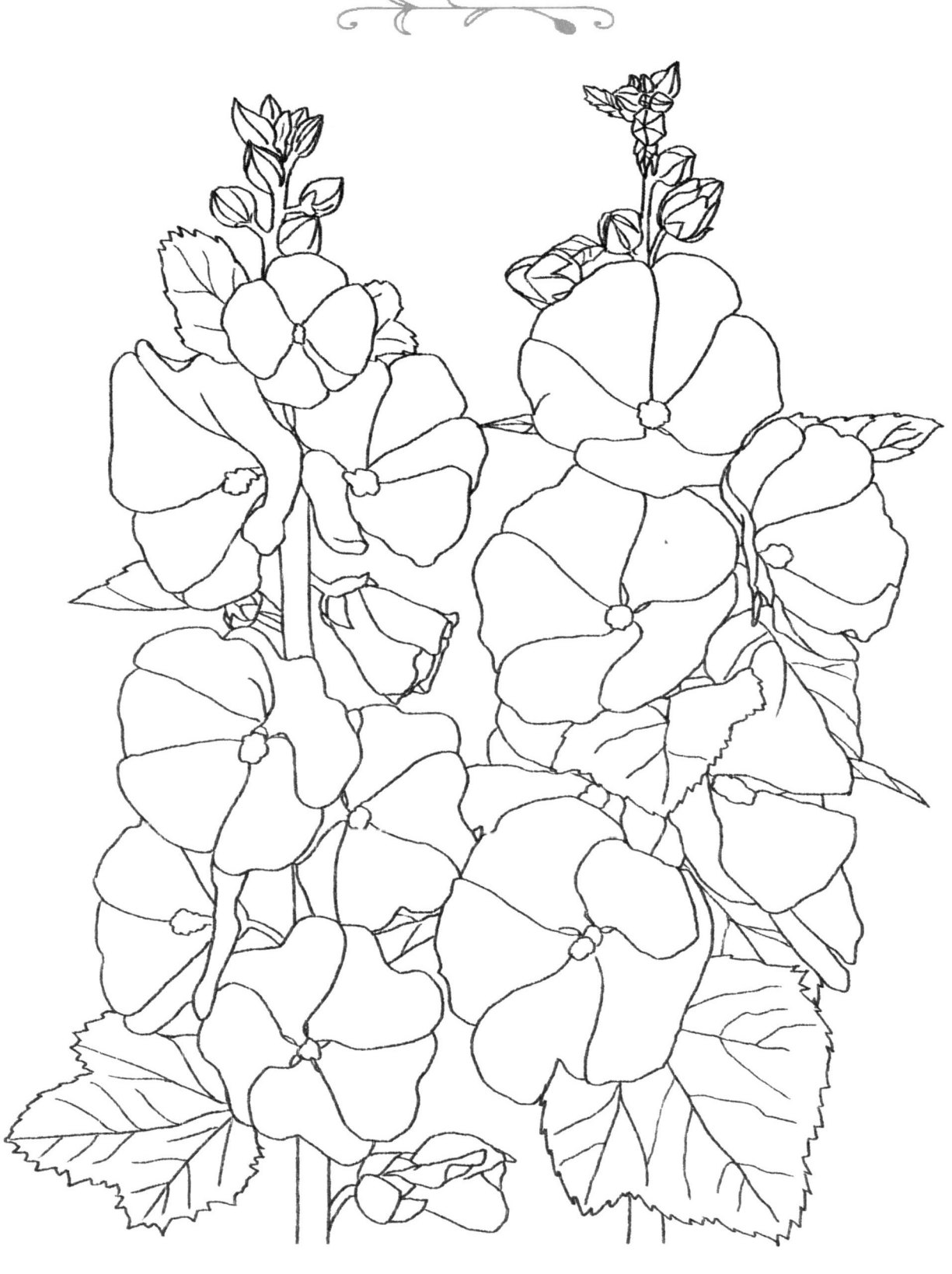

내 추억 속의 접시꽃은 무슨 색인가요?

노란 꽃의 향연, 수선화

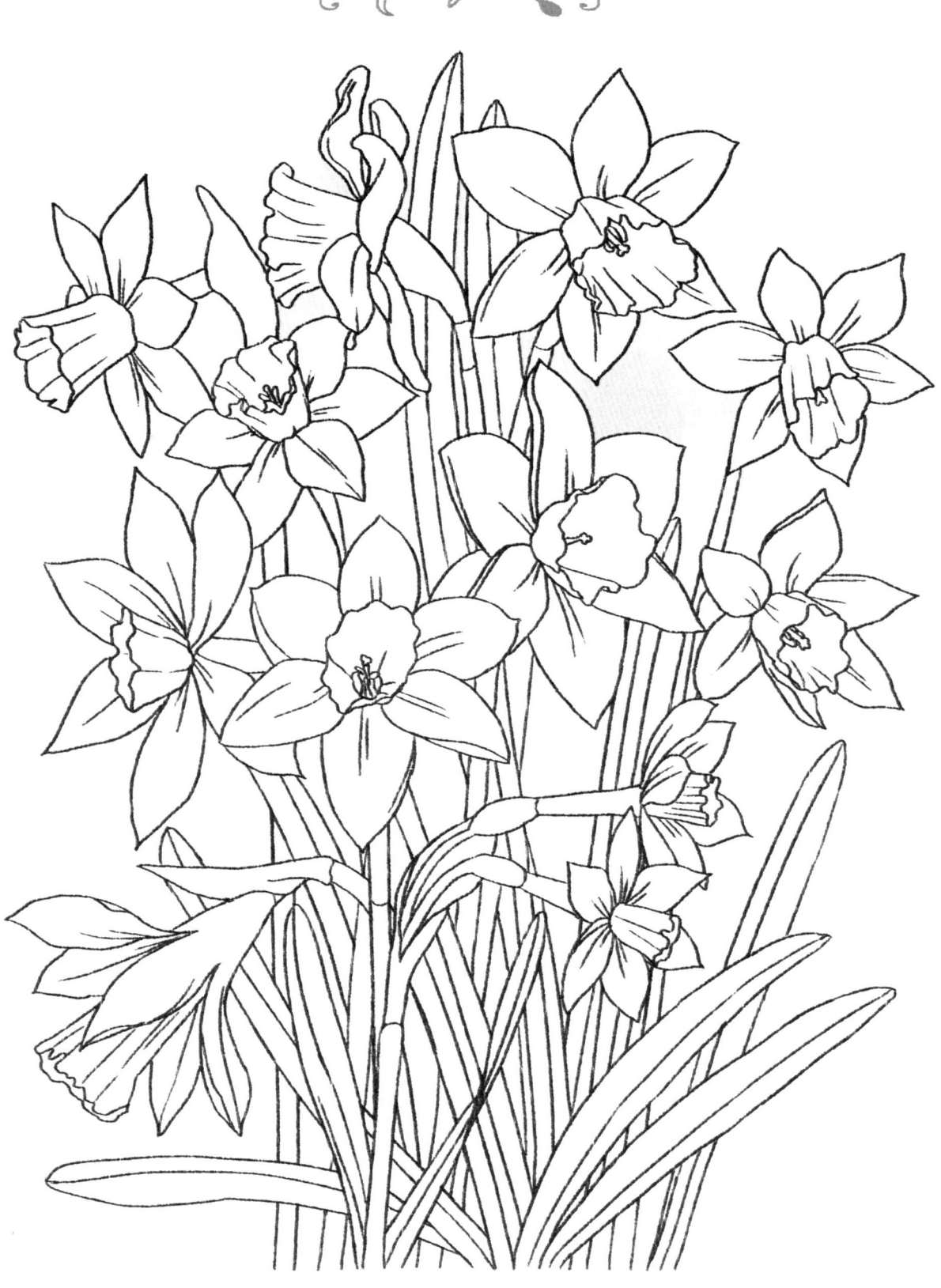

겨울에 피는 꽃 세 종류를 말해보세요.

북향화, 목련

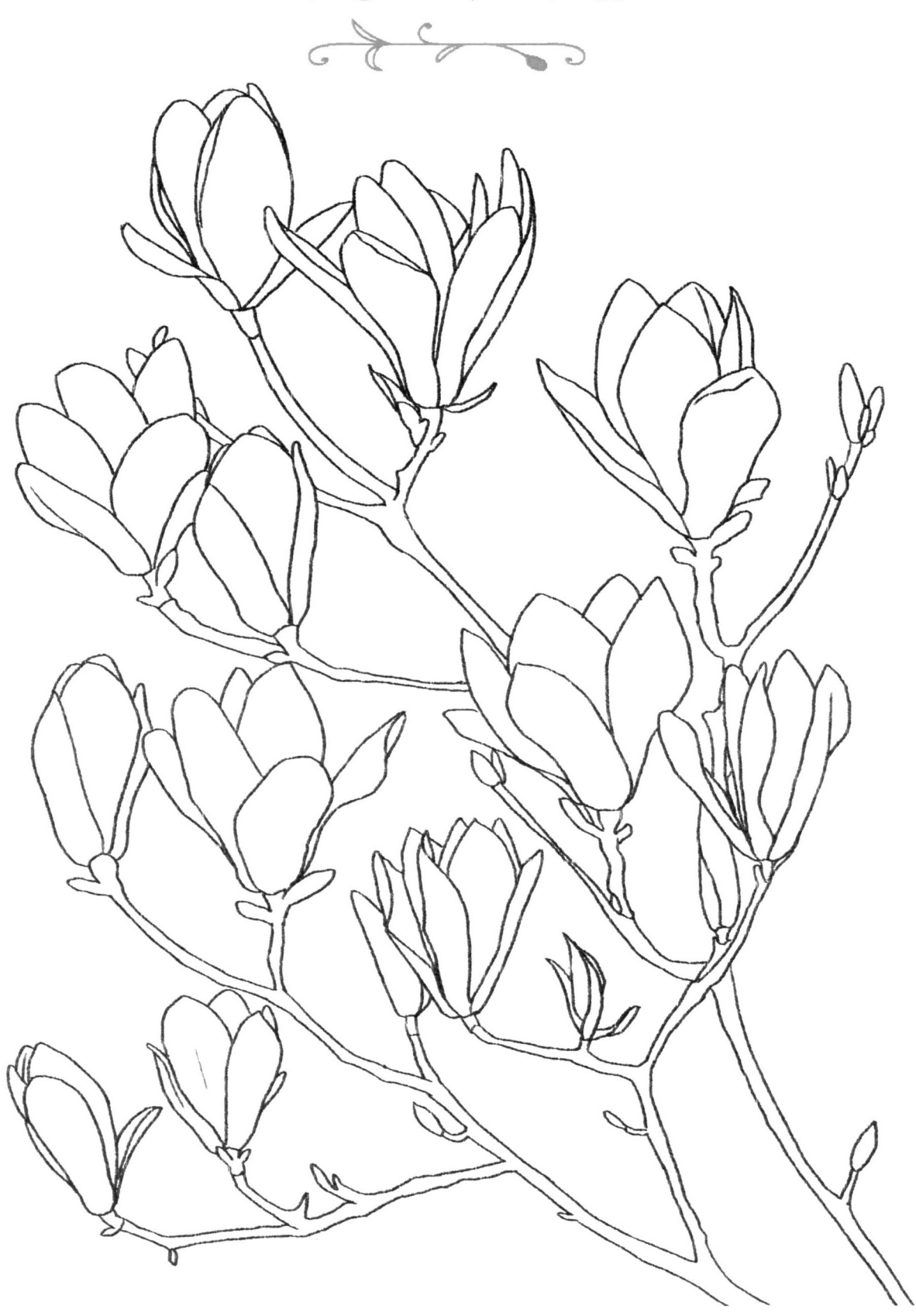

북향화 목련처럼 한곳에 집중하고 있는 것이 있나요?

강한 생명력의 민들레

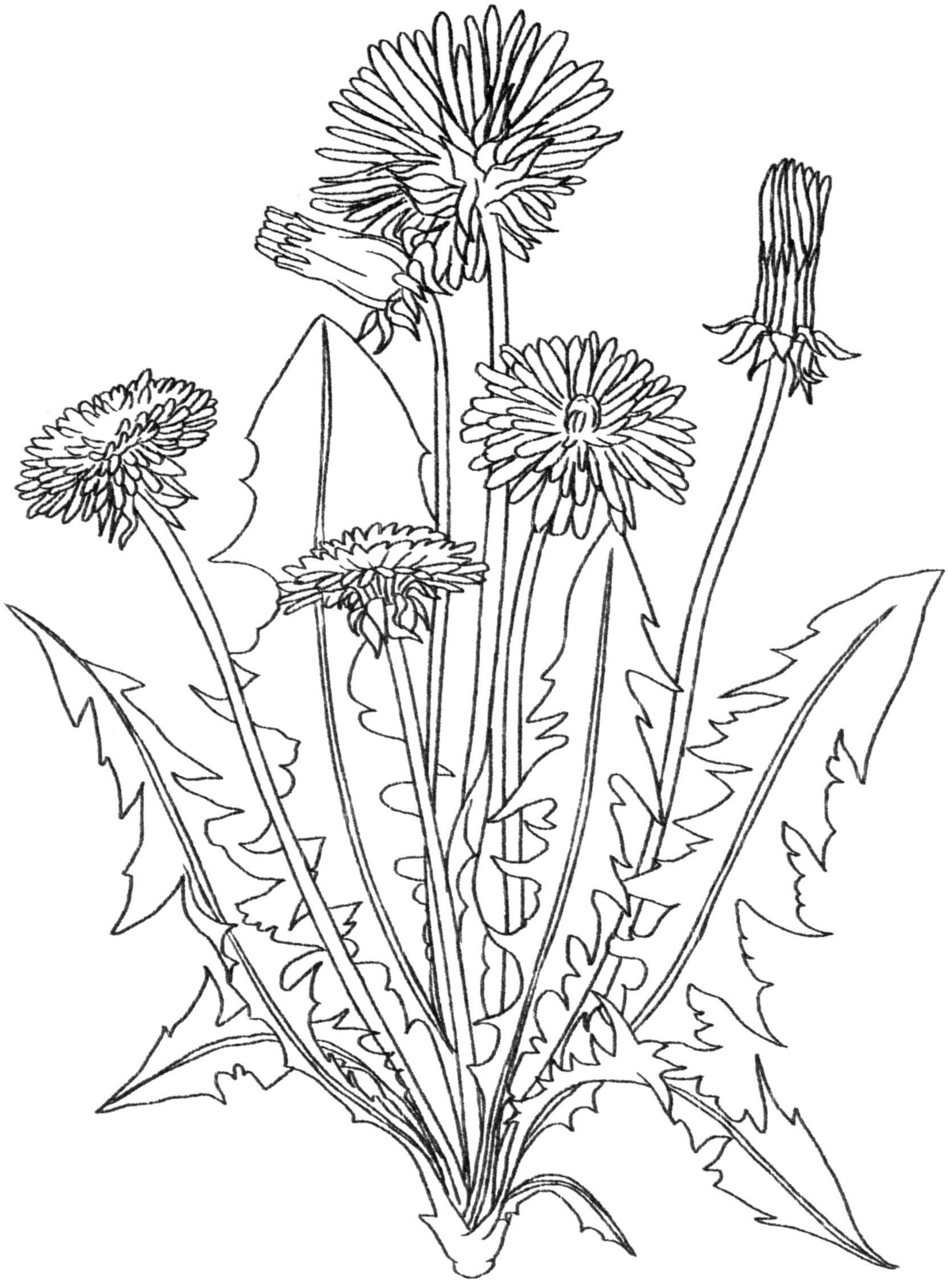

민들레 홀씨를 불어본 추억이 있나요?